CONSIDÉRATIONS

SUR

LES MALADIES VÉNÉRIENNES,

ET NOTAMMENT

SUR LA NOUVELLE MÉTHODE DU Dr DZONDI,

Professeur à l'université de Halle en Prusse,
chef de l'hôpital de cette ville,

POUR LES GUÉRIR RADICALEMENT,

MODIFIÉE ET PERFECTIONNÉE

PAR B. HENRI GRUNDLER,

DOCTEUR EN MÉDECINE DE LA FACULTÉ DE FRANCFORT-SUR-L'ODER ET DE BERLIN.

———

Prix : 1 fr. 25 c., et 1 fr. 50, franc de port.

———

PARIS.

CHEZ L'AUTEUR, RUE DE BONDY, N° 13,
près la Porte Saint-Martin;

ET CHEZ TOUS LES MARCHANDS DE NOUVEAUTÉS.

—

1833.

DES

Maladies Vénériennes,

ET NOTAMMENT

DE LA NOUVELLE MÉTHODE DU DOCTEUR DZONDI

POUR LES GUÉRIR RADICALEMENT,

MODIFIÉE ET PERFECTIONNÉE.

CONSIDÉRATIONS

SUR

LES MALADIES VÉNÉRIENNES,

ET NOTAMMENT

SUR LA NOUVELLE MÉTHODE DU Dʳ DZONDI,

Professeur à l'université de Halle en Prusse,
chef de l'hôpital de cette ville,

POUR LES GUÉRIR RADICALEMENT,

MODIFIÉE ET PERFECTIONNÉE

Par B. HENRI GRUNDLER,

DOCTEUR EN MÉDECINE DE LA FACULTÉ DE FRANCFORT-SUR-L'ODER ET DE BERLIN.

———

Prix : 1 fr. 25 c., et 1 fr. 5o, franc de port.

———

PARIS.

CHEZ L'AUTEUR, RUE DE BONDY, N° 13,
près la Porte Saint-Martin ;

ET CHEZ TOUS LES MARCHANDS DE NOUVEAUTÉS.

—

1833.

TABLE ET SOMMAIRES

DES CHAPITRES.

Des
MALADIES VÉNÉRIENNES,

ET NOTAMMENT

DE LA NOUVELLE MÉTHODE DU DOCTEUR DZONDI.

CHAPITRE PREMIER.

CONSIDÉRATIONS GÉNÉRALES.

Pendant la durée assez longue de ma carrière médicale commencée en Allemagne et poursuivie en France, notamment à Paris, mes relations intimes avec les plus célèbres praticiens de l'Allemagne, tels que Hufeland, Franck, Reil, Horn, Loder, Hecker, Wendt, Swediaur, etc., etc.; la nature des observations que j'ai eu occasion de faire pendant l'espace de vingt-quatre à vingt-cinq ans dans les principaux hôpitaux de Berlin, de Halle, de Breslau, de Wurtzbourg, de Vienne, d'Amsterdam et de Paris, ont toujours eu pour but principal la connaissance et le perfectionnement du traitement général et particulier de la syphilis.

Après avoir réuni dans ma pratique le fruit de savantes communications avec les praticiens que je viens de citer, et celui d'une grande lecture et de l'expérience, je n'étais cependant parvenu qu'à cette triste conclusion : que la science, jointe à un tact sûr, pouvait bien diminuer les souffrances, et même opérer une guérison apparente des maladies syphilitiques, mais qu'elle ne parvenait presque jamais à les atteindre jusque dans leurs dernières racines. Je parcourais avec avidité tous les ouvrages qui paraissaient sur cette matière, j'étudiais les méthodes qu'on publiait successivement, je trouvais qu'il n'y avait de nouveau dans tout cela que le titre des livres ou le nom des remèdes. On concevra dès lors que lorsque parut la découverte du célèbre professeur Dzondi, mon premier mouvement ne fut pas d'en concevoir une opinion bien avantageuse, et encore moins de l'adopter sans examen. Cependant la haute réputation de ce savant médecin, l'accueil d'enthousiasme qu'avait reçu sa méthode en Allemagne, pays où l'admiration ne se prodigue généralement pas, m'engagèrent à lui donner une attention sérieuse et prolongée. La lecture de son ouvrage me fit entrevoir cependant que la difficulté pouvait bien enfin avoir été résolue ; toutefois, je ne voulus pas me borner à une connaissance imparfaite du nouveau genre de traitement proposé ; je pensai avec raison que je ne pourrais pénétrer parfaitement dans l'esprit de cette doctrine si neuve, que je ne pourrais vérifier ses heureux résultats qu'en allant passer quelque temps dans le pays où elle était généralement professée et appliquée. C'était un sacrifice ; mais l'amour de la science me le rendit facile. A mon retour d'Allemagne, je me hâtai de mettre en pratique les préceptes et les exemples du célèbre docteur, et je choisis les cas les plus désespérés (1). J'obtins des résultats fort heureux et qui me surprirent moi-même, lorsque, par des modifications dans l'emploi des médicamens et dans le régime à suivre, j'eus apporté au perfectionnement de cette

---

(1) Voir à la fin de la brochure les histoires des maladies, page 31.

méthode le tribut de mes faibles lumières et de ma longue pratique. Je prie le lecteur de croire que je ne suis pas très-enorgueilli d'être parvenu, à force d'observations et d'é-tudes, à modifier la nouvelle méthode. Il est plus facile de perfectionner que de faire une découverte. Tout l'honneur appartient donc au seul professeur Dzondi.

Cet habile médecin, après avoir vu, comme moi, pendant un long séjour dans les principales capitales de l'Europe, que toutes les anciennes méthodes pour guérir la maladie vénérienne étaient inefficaces, souvent nuisibles, et ne mettaient pas les syphilitiques à l'abri d'éprouver tôt ou tard des rechutes, imagina un nouveau mode de traitement fondé sur une nouvelle théorie. Il l'employa d'abord sur des malades admis dans l'hôpital de Halle, dont il est médecin en chef (il y a dix-huit à vingt ans), et ensuite sur un plus grand nombre d'individus de la ville et des environs, *et c'est après avoir observé, pendant l'espace de dix ans, que les cures étaient radicales, que ces malades n'étaient pas exposés à de nouvelles rechutes, que M. Dzondi se décida à faire connaître en Allemagne sa nouvelle méthode.* Il y a environ huit ans de cela.

Depuis sa publication, un grand nombre de praticiens distingués ont été à même de vérifier les faits avancés par l'auteur. Actuellement la méthode Dzondi est généralement adoptée par les médecins les plus éclairés de l'Allemague, de la Pologne et de la Russie, qu'elle peut être également employée en France; c'est ce dont je possède les preuves les plus concluantes.

Les personnes affectées de la maladie vénérienne pourront être désormais délivrées de leurs souffrances dans l'espace d'un mois, ou six semaines au plus tard, et sans être fatiguées le moins du monde par le traitement. Il n'incommode pas même les enfans et les femmes enceintes les plus délicates, en modifiant toutefois les doses selon l'âge et la constitution de l'individu. Les malades sont seulement obli-

gés de vivre avec sobriété et de se tenir chaudement pendant sa durée.

J'ai emprunté en plusieurs endroits de cet opuscule les
idées de M. Dzondi.

Cependant, tout en regardant son traitement antisyphilitique comme le plus efficace de tous les traitemens de ce
genre, je ne prétends pas dire que l'on doive entièrement
renoncer à ceux qui étaient déjà employés : c'est au contraire, selon moi, un devoir pour le médecin de les connaître tous, car il est des cas où il peut en tirer parti.

Je me crois obligé de dire ici quelques mots sur la méthode dite *alimentaire*, contre le même genre de maladie,
du docteur Olivier, pour laquelle il a même obtenu un bre-
vet. Je suis loin de contester le mérite de mon honorable
confrère ; mais il n'en est pas de même de sa prétention à
avoir trouvé, le premier, le moyen de guérir les maladies
vénériennes, en donnant le médicament avec des substances alimentaires. Il me semble qu'il a puisé sa première
idée dans l'ouvrage du docteur Dzondi, connu depuis environ huit ans en Allemagne, quoiqu'il ne le cite pas dans sa
brochure publiée en 1830.

Si une méthode mérite d'être appelée *alimentaire*, c'est
bien celle du docteur Dzondi, car il fait prendre ses médicamens pendant les repas ; et le grand nombre de malades
qui ont été soumis à ce traitement peuvent attester de
quelle manière, à la fois douce et efficace, ils agissent. Ce
que j'ai entendu dire et ce que j'ai lu sur la méthode Olivier ne me suffisent pas pour acquérir la conviction de son
efficacité constante. La guérison de quarante – six personnes, qu'il a opérée par son procédé, n'a rien d'extraordinaire ; avec des préparations différentes de la même substance médicamenteuse, sagement administrées, on aurait
probablement obtenu le même résultat dans le même espace de temps. Il reste donc à savoir si ces personnes n'ont
pas eu de rechutes. M. Olivier aurait dû s'informer de cette

circonstance importante ; il n'en parle pas dans sa brochure. D'ailleurs son mode de traitement est encore trop
nouveau pour avoir pu lui fournir là-dessus des données
certaines ; tandis que ce qui est en faveur de la méthode
Dzondi, comparée à toutes les autres connues jusqu'ici,
c'est que : 1° elle est le fruit d'une longue expérience,
2° qu'elle opère des guérisons radicales ; 3° qu'elle a été
employée sur des milliers d'individus, parmi lesquels il en
est très-peu qui n'en aient éprouvé tout l'avantage qu'on
devait en attendre.

Je suis cependant éloigné de regarder la méthode alle-
mande comme une panacée contre les maladies syphilitiques, puisqu'il m'a semblé nécessaire d'y introduire des
modifications dans quelques cas particuliers ; mais cela ne
m'empêche pas de la considérer, comme je l'ai déjà remarqué, comme la meilleure connue jusqu'à ce jour. C'est
l'expérience que j'en ai faite pendant cinq à six ans qui me
force de l'avouer.

Je souhaite que l'on puisse dire un jour la même chose
de la méthode Olivier. Ce serait un mode de traitement de
plus contre ces cruelles maladies ; mais, jusqu'à présent,
cette méthode ne me paraît pas encore sanctionnée par le
cachet de l'expérience, ce qui est l'essentiel pour un mode
de traitement quelconque.

Ma brochure n'est pas adressée aux hommes de l'art. Sa
publication a pour but unique de faire connaître aux gens
du monde les avantages qu'on a à employer la méthode
Dzondi, de préférence à toutes celles qui ont été proposées
et employées jusqu'ici. C'est pourquoi je ne suis pas entré
dans des détails concernant les autres maladies des parties
génitales. Les conseils ou moyens que M. Dzondi donne
pour les combattre, joints à ceux indiqués par les auteurs
français, allemands, anglais et italiens, mettent les praticiens à même de les guérir de la manière la plus facile.

CHAPITRE II.

Maladies chroniques.

§ I.

La guérison des maladies syphilitiques par un nouveau mode de traitement n'est pas la seule découverte que M. Dzondi a faite. Ce médecin en a fait une autre non moins précieuse. Il a remarqué que les personnes affectées de la syphilis (après avoir suivi les traitemens ordinaires) sont non-seulement exposées aux rechutes, mais bien aussi à des maladies chroniques de toute espèce qui, sans porter les moindres caractères de la maladie vénérienne, sont néanmoins d'une nature syphilitique. On peut appeler ces affections maladies syphilitiques métamorphosées, et dont ont déjà parlé Benjamin Bell et quelques autres auteurs. M. Dzondi est souvent parvenu à guérir, dans l'espace d'un mois, au moyen de sa nouvelle méthode, des maladies qui avaient résisté pendant des années à toute espèce de traitement.

Toutes les personnes affectées de maladies chroniques et incurables doivent désormais se soumettre en toute confiance au nouveau traitement, sauf quelques exceptions que les médecins jugeront nécessaires ; pourvu toutefois que, dans le cours de leur vie, elles aient été affectées de la maladie vénérienne. Des milliers de personnes qui se trouvent malheureusement dans ce cas et qui auront suivi le traitement indiqué, le plus grand nombre obtiendront, dans l'espace d'un mois, une guérison complète. Ceux qui n'auraient pas à se réjouir d'un résultat aussi avantageux auront toujours bien fait de l'avoir suivi ; ils auront acquis la certitude que les maladies incurables dont ils ont à gémir ne proviennent pas d'une cause syphilitique. Chose souvent bien importante à savoir, et comme le traitement n'est nullement fatigant, il n'aura pas agi d'une manière nuisible.

§ II.

Depuis quelque temps on fait grand bruit de l'essence de salsepareille, qu'on vante surtout comme un remède infaillible contre les maladies vénériennes. Ce remède, quoique bon comme auxiliaire dans les traitemens de maladies vénériennes, ne les guérit pas, à lui seul, d'une manière radicale dans notre climat. Il ne suffit pas de voir disparaître les symptômes de cette maladie, pour croire qu'on en est entièrement débarrassé. Tôt ou tard elle peut reparaître dans le moment où l'on s'y attend le moins ; ou bien se montrer sous la forme d'autres maladies, qu'on appelle maladies consécutives, dont je viens de parler dans le paragraphe précédent, et dont je parlerai plus en détail dans le chapitre suivant.

CHAPITRE III.

Voici quelques-unes des affections locales ou générales auxquelles on est exposé quand le virus syphilitique n'a pas été entièrement déraciné.

1. *Ulcères.*

Ces ulcères ou chancres nommés *secondaires* ressemblent parfaitement, par leur forme et leur durée, aux chancres nouvellement gagnés ou *primaires* ; ils se distinguent seulement de ces derniers par la spontanéité de leur développement et la place qu'ils affectent.

Les chancres primaires se manifestent ordinairement au siége où le virus syphilitique a été porté, et par conséquent sur les parties génitales, où cette contagion a lieu le plus souvent. Il n'en est pas de même des chancres secondaires : ceux-ci se développent d'eux-mêmes ; et, en général, sur des parties éloignées de celles où la première contagion a d'abord eu lieu. On les voit à l'arrière-bouche, sur les amygdales, sur les parties molles de la voûte palatine; plus tard, dans les fosses nasales, sur la figure, sur le cuir chevelu de la tête et sur d'autres parties du corps, et même à la plante des pieds.

Les chancres secondaires sont ou superficiels, et, dans ce cas, ils ont l'aspect des chancres nouvellement produits; ou bien ils se manifestent sous l'épiderme dans le tissu cellulaire, principalement sur des parties où les os ne sont que légèrement couverts par la peau, comme le crâne, le tibia, etc.

Il se forme d'abord à l'endroit où ces chancres siégent une petite tumeur ; dans ce cas, le périoste (1) et l'os même sont souvent fortement cariés, avant que la peau ne soit entamée. Ces tumeurs ne s'ouvrent que lentement, la peau est comme rongée ; l'os se présente à nu et s'exfolie peu à peu. Tout cela est souvent accompagné de douleurs violentes.

L'exfoliation des os donne lieu à des difformités plus ou moins grandes ; celles des os du nez produit, par exemple, l'aplatissement de cette partie.

2. Excroissances de chairs.

Dans bien des cas, il se forme des excroissances de chairs sur différentes parties du corps; on les voit sur le nombril, les parties sexuelles, l'anus, entre les doigts des pieds, etc. Placées derrière le gland, elles donnent lieu à

____

(1) Enveloppe fibreuse de l'os.

la phimose (1) et à l'ulcération du prépuce , avec déperdition plus ou moins grande de substance.

Quelques médecins peu instruits combattent ces affections par des applications locales ; mais , au lieu de les guérir, ils ne font que les rendre plus opiniâtres. Il arrive même souvent que les parties traitées de la sorte deviennent squirrheuses.

3. *Inflammation et ulcération des glandes.* — *Bubons.*

Les inflammations et ulcérations des glandes, vulgairement nommées bubons, doivent être comptées parmi les symptômes de la vérole consécutive ou secondaire.

Les bubons se développent souvent dans les glandes de l'aine ; ils sont durs et douloureux, peu à peu ils deviennent rouges et souples, et se remplissent de matière purulente ; ils s'ouvrent ordinairement d'eux-mêmes, et il en découle du pus épais. Quand ils ne sont pas traités d'une manière convenable, la peau qui les recouvre change de couleur et il s'y forme des trous plus ou moins circulaires. Les bords de la plaie deviennent calleux et se renversent en dehors. Dans des cas graves , gangrène et dépôts de pus dans les parties environnantes.

On rencontre également dans d'autres parties du corps des glandes enflammées et ulcérées.

4. *Éruptions cutanées.*

Les éruptions cutanées qui arrivent après une guérison incomplète de la syphilis, sont d'une nature squameuse ou lépreuse.

Elles se montrent ordinairement sous forme de petits boutons rougeâtres et durs, qui sont réunis par groupes plus ou moins étendus; ou bien ce ne sont que des taches non entièrement circulaires, rougeâtres ou souvent livides et suivies de desquamation ; leurs bords sont plus élevés

---

(1) Maladie du prépuce , lorsqu'il est si serré qu'il ne peut se renverser pour découvrir le gland.

que leur centre. On les rencontre le plus souvent sur le front, le cou, la poitrine, sur la surface interne des bras et des cuisses, sur le bas-ventre, etc. Tôt ou tard ces deux genres d'éruptions prennent d'autres formes, et tombent en ulcération ; quelquefois elles guérissent dans leur milieu, tandis que leurs bords gagnent en circonférence.

5. *Douleurs dans les os.*

Les affections des os sont de différentes natures. Les malades éprouvent souvent des douleurs perçantes et brûlantes, tantôt à la surface, tantôt à l'intérieur de ces organes. Les os superficiellement couverts par la peau sont plutôt atteints que les autres ; ce sont par conséquent les os du crâne, le sternum, le tibia, les clavicules, etc.

Après un laps de temps plus ou moins long, les os augmentent de volume tant en dedans qu'au dehors : ce sont leurs parois qui s'épaississent et ils deviennent beaucoup plus lourds qu'à l'état sain. On désigne ordinairement les gonflemens des os par le nom d'exostose.

Les douleurs dans les os augmentent ordinairement la nuit, lors même que les malades ne couchent pas sur des lits de plume, ce qui les distingue des douleurs rhumatismales et goutteuses qui augmentent presque toujours quand les malades couchent sur de tels lits.

Il y a maintenant plus de trois ans que j'ai guéri, d'après la nouvelle méthode, dans l'espace d'un mois, un tonnelier, M. W..., âgé de 48 à 50 ans, d'une constitution forte. Cet homme éprouvait depuis neuf ans des douleurs atroces dans le tibia, sur lequel il y avait une exostose de la grosseur d'un poignet. Les douleurs augmentaient surtout la nuit, quand il commençait à se réchauffer dans son lit. Il était alors obligé, pour se soulager tant soit peu, de le quitter et de se mettre sur une chaise. Les douleurs augmentaient au moindre attouchement ; le malade ne pouvait même mettre ses bas sans souffrir considérablement. Il avait aussi des ulcères à la gorge. Cet individu avait été traité à plusieurs reprises, mais inutilement, par feu M. C....r et par d'autres médecins célèbres. Les liens de famille l'empêchaient seuls de se donner la mort. Voyant que personne ne lui procurait le moindre soulagement, son existence lui devint à la fin insupportable. Ce fut dans ce moment que M. Page, pharmacien, me pria de vouloir bien soumettre cet individu au nouveau traitement. Il ajouta : « Si vous guérissez cet homme, chose qui me paraît impossible, il vous aura des obligations éternelles; mais il n'a pas les moyens de vous payer. Quant à moi, je lui fournirai tous les médicamens gratis. » Je consentis sur-le-champ et avec grand plaisir à la demande de M. Page, et le malade fut soumis quelques jours après au nouveau traitement qui, au bout d'un mois, fut couronné d'un plein succès. Les ulcères de la gorge et les douleurs dans le tibia avaient entièrement disparu. Le malade, pour me prouver l'insensibilité de son tibia, frappa fortement avec la main sur la place où était l'exostose, sans qu'il éprouvât, disait-il, la moindre douleur. Cet individu jouit encore aujourd'hui de la meilleure santé.

Cette guérison et autres semblables m'ont inspiré une si haute confiance en ce nouveau traitement, que je ne crains pas d'affirmer qu'il n'existe pas de maladie vénérienne, n'importe son degré d'intensité, qui ne puisse être guérie d'une manière facile, prompte et radicale.

CHAPITRE IV.

Je parlerai maintenant de maladies locales ou générales, qui peuvent se développer quand le virus syphilitique n'est pas entièrement déraciné; résultat ordinaire, quand on suit les méthodes connues jusqu'à ce jour. Les maladies, en ne cédant à aucun autre traitement qu'à celui de M. Dzondi, montrent qu'elles sont d'une nature vénérienne, quoiqu'elles n'en offrent pas les caractères, et il y a lieu de s'étonner quand on voit disparaître, dans l'espace d'un mois, des affections qui avaient résisté pendant quinze ou vingt ans à toute espèce de traitement.

La cure n'est pas aussi prompte, dans le cas où les malades seraient trop fatigués par l'emploi maladroit du mercure, selon l'ancienne méthode. Cet état de choses exige un traitement préparatoire avant que l'on puisse employer celui du docteur Dzondi. Cependant les malades supportent ce dernier, pourvu qu'ils aient l'estomac en assez bon état.

Voici maintenant les maladies locales ou générales, que je me suis proposé de spécifier d'une manière brève.

1. *Douleurs locales ou générales, dans différentes parties du corps continues ou périodiques.*

Il faut bien remarquer que ces douleurs peuvent exister, sans qu'il y ait la moindre trace de maladie vénérienne; à la tête, elles deviennent quelquefois insupportables.

Le docteur Dzondi nous assure avoir obtenu des guérisons extraordinaires dans des cas semblables. Je citerai la suivante dont il parle dans son ouvrage, parce qu'elle me paraît bien remarquable. Voici ses propres paroles. Un homme de distinction, qui n'avait pas le moindre symptôme de maladie vénérienne sur son corps, éprouvait depuis trois ans des migraines tellement violentes, qu'il lui était impossible de faire le moindre travail de tête. Il n'avait pas de sommeil et sa digestion était tout-à-fait mauvaise; aussi était-il devenu maigre et très-faible. Ses facultés intellectuelles avaient tellement diminué, qu'il ne pouvait plus ni parler, ni écrire d'une manière suivie, et tout le monde croyait sa fin prochaine. Le malade, après avoir essayé inutilement une quantité de remèdes, fut guéri par la nouvelle méthode dans l'espace d'un mois ; et depuis, il y a plus de dix ans de cela, il a toujours joui de la meilleure santé.

Ces douleurs, comme je l'ai déjà remarqué, peuvent se manifester dans toutes les parties du corps, comme, par exemple, dans les yeux, l'arrière-bouche, la poitrine, l'estomac et autres intestins, dans les parties sexuelles, etc. Souvent elles augmentent d'intensité pendant la nuit.

2. *Inflammations.*

Les inflammations, avec leurs suites fâcheuses, se manifestent aussi sur différentes parties du corps, et prennent un caractère de chronicité. Ce sont des maux d'yeux, de gorge, de poitrine, de bas-ventre, des plaies sur les extrémités inférieures, des éruptions cutanées d'un rouge foncé, que l'on ne doit pas confondre avec le teint cuivreux des buveurs de vin et d'eau-de-vie. Toutes ces affections se guérissent dans l'espace d'un mois par l'emploi du nouveau traitement.

On peut aussi soupçonner la présence du virus syphilitique, quand les moindres blessures ou égratignures passent en suppuration, sans qu'on puisse obtenir une cicatrice par la réunion immédiate des lèvres de la plaie. On dit vulgairement de ces hommes, qu'ils ont le sang mauvais.

3. *Faiblesse partielle ou générale.*

La vérole consécutive ou secondaire, même dans le cas où les malades n'en portent pas la moindre trace sur leur corps, donne souvent lieu à une faiblesse partielle ou générale, qui peut atteindre un très-haut degré d'intensité, et saper les bases de notre existence. Asthme, difficulté de respiration accompagnée, ou non, de toux ; digestion difficile, gastrite

chronique, affections d'hypocondrie et affections hémor-
rhoïdales ; des maux de dents, rebelles à toute espèce de mé-
dications, ressemblant au tic douloureux de Foterghill, sont
souvent la suite de cette faiblesse. Quelquefois les malades
éprouvent une inquiétude inexplicable de l'ame, une chaleur interne, des transpirations copieuses d'une mauvaise
odeur, des inflammations érysipélateuses de la peau ; dans
d'autres cas, il y a diarrhée ou constipation chronique,
maigreur, décoloration de la peau de tout le corps, surtout de la figure, yeux creux avec des anneaux plombés ;
expression de souffrance dépeinte sur la figure, apparence
de phthisie ; en un mot, il peut en résulter un grand nombre
de maux qu'il serait trop long d'énumérer.

Il est encore prouvé aujourd'hui qu'une femme peut
communiquer la maladie vénérienne à l'enfant qu'elle porte
encore dans son sein ; un grand nombre d'observations
confirment ce fait d'une manière évidente.

Il importe donc bien, comme on le voit, à toutes les
personnes affectées de maladies vénériennes, de recourir
à un traitement qui leur évitera la plus grande partie des
maux que je viens de décrire.

CHAPITRE V.

Régime que les malades ont à suivre.

Les malades sont tenus pendant le traitement (qui ne
dure qu'un mois, comme on sait) de vivre très-sobrement

et de se tenir chaudement. En été, ils ne quitteront leurs chambres, ni avant neuf heures du matin, ni après le coucher du soleil, surtout dans un temps pluvieux et froid. Les chambres exposées au soleil, et par conséquent non humides, sont les plus convenables.

L'air doit être renouvelé tous les jours, avec des précautions connues, surtout si le malade n'a qu'une chambre à sa disposition. En ce cas, il se tiendra dans son lit, pendant cette petite opération de dix minutes, avec le soin de couvrir sa figure et de fermer ses rideaux.

En hiver, les malades ne quittent pas leurs chambres, chauffées à 16 ou 18 degrés de Réaumur, pendant la durée du traitement.

Quand ils changent de linge, il doit être sec et chauffé, car il est urgent qu'ils n'éprouvent aucune sensation de froid pendant le traitement.

Les lits doivent être éloignés des croisées et des murs.

La transpiration augmente un peu, surtout pendant la nuit, par l'effet des médicamens, et mouille plus ou moins les draps. Il devient par conséquent nécessaire de les faire sécher, sitôt que le malade aura quitté son lit, afin qu'il ne se refroidisse pas en y entrant le soir.

Il n'est pas nécessaire que le malade transpire beaucoup ; mais il est urgent que la transpiration insensible ne soit jamais interceptée pendant le traitement.

En général, il faut manger moitié moins qu'on n'a l'habitude de le faire ; les forts mangeurs feront même bien de ne prendre que le tiers de leur nourriture ordinaire.

Il faut éviter les viandes salées et fumées, ainsi que les poissons qui ont subi cette opération ; et même on se privera absolument de tous ceux d'une digestion difficile, tels que le saumon, la carpe, l'anguille, etc. Point d'œufs, point de lait, point d'acides. Les malades peuvent manger de tout le reste avec modération, et boire même un peu d'eau rougie, si toutefois ils en ont une grande habitude du vin.

Il est convenable de ne faire que deux petits repas par jour.

Les médicamens que les malades ont à prendre consistent en pilules et en une tisane dont ils boiront une bouteille ou quatre verres par jour, et cela dans l'ordre suivant : un verre le matin à jeun ; deux entre le déjeuner et le dîner, après avoir attendu une couple d'heures, nécessaires à la digestion, et un verre le soir avant de se coucher.

Il est bien à remarquer qu'il ne faut pas boire chaque verre de tisane d'un seul trait, mais à petites gorgées et lentement, c'est la manière de la supporter parfaitement bien. La tisane doit être chaude ; ils peuvent y ajouter aussi un peu de sucre, si cela leur plaît.

Les pilules ne se prennent que de deux jours l'un, *et immédiatement après le dernier repas : c'est de rigueur.*

On prend les pilules dans l'ordre suivant : le premier jour 4, le second jour point, le troisième 6, le quatrième point, le cinquième 8, le sixième point, ainsi de suite et ajoutant chaque fois deux pilules de plus, de manière qu'on prend à la fin 30 pilules en une fois, mais divisées par petites portions de trois ou quatre qu'on doit avaler coup sur coup. On boira par dessus un peu d'eau sucrée ou bien un peu d'eau rougie.

Que les malades ne s'effraient pas d'avaler un si grand nombre de pilules ; elles sont excessivement petites, et ne gênent pas ordinairement plus que les quatre qu'on prend le premier jour.

Les malades n'éprouvent, en général, pendant la durée du traitement, aucune incommodité ; et la facilité qu'ils ont à le suivre est telle, qu'ils ne croient pas dans les commencemens à son efficacité extraordinaire ; mais leur surprise est d'autant plus grande quand ils se voient tout à coup débarrassés de toutes leurs souffrances.

Dans des cas très-rares, et ordinairement après une faute dans le régime, les malades éprouvent de légères coliques

ou bien un peu de dévoiement, accidens qui se passent ordinairement très-vite, et n'ont aucun caractère de gravité.
Il suffit souvent, pour les faire disparaître, de suspendre
le traitement pendant deux jours, après quoi on le continue.

Les bains ne sont pas d'une nécessité absolue; mais ils
facilitent le traitement quand on peut les prendre avec les
précautions convenables. Deux ou trois par semaines suffisent.

Les malades sont en outre obligés de tenir leurs plaies
très-propres, et de les bassiner avec de l'eau tiède ou bien
avec de l'eau de guimauve. Après quoi ils mettront pardessus un peu de charpie fine enduite d'un peu de cérat.
Deux pansemens par jour suffisent.

Il est bien entendu qu'on ne doit soumettre au nouveau
traitement que les personnes qui promettent de le suivre
ponctuellement. Ceux qui enfreindront ces prescriptions indiquées dans le régime à suivre, n'auront à adresser des reproches qu'à eux-mêmes, si, loin d'être guéris au bout d'un
mois, ils éprouvaient par la suite des accidens plus ou
moins graves. Ces accidens ont ordinairement lieu, lorsque
les malades s'exposent à un froid de longue durée, lorsqu'ils
habitent des endroits froids et humides, et qu'ils se vêtissent
trop légèrement, de manière à éprouver souvent des frissons.
Parmi les accidens qui sont la suite de ces imprudences,
il faut compter les suivans : salivation, excoriations et ulcérations des gencives, de la langue et de l'arrière-bouche.
Inflammations de différens organes, faiblesse, douleurs
dans différentes parties du corps; tremblement dans tous
les membres, coliques, dévoiement, indigestions, etc.
C'est au médecin de combattre ces accidens de la manière
la plus prompte. Son premier soin doit être de suspendre le
traitement antysiphilitique, sauf à employer plus tard les
médicamens nécessaires en pareil cas.

Je le répète, aucun des accidens ci-dessus mentionnés

n'arrive, si les malades exécutent consciencieusement le régime indiqué.

Si, à la fin d'un traitement exactement suivi, un ulcère
n'était pas encore entièrement guéri, on doit alors présumer
qu'il n'est pas d'une nature vénérienne, et qu'il est entretenu
par une autre cause prédominante. C'est au médecin de voir
s'il existe dans l'individu qu'il a traité une disposition
scrophuleuse, dartreuse ou galeuse. C'est quelquefois une
cause mécanique ou un sinus fistuleux, qui empêche la guérison. Ces affections exigent des traitemens particuliers;
on aurait grandement tort de vouloir les combattre par un
traitement antisyphilitique.

Il est des cas où l'ulcère ne guérit pas, parce que l'os, à
cette partie, est en même temps affecté, et le morceau ca-
rié non encore détaché. La seule chose à faire est d'attendre que la nature ait effectué l'exfoliation, après quoi l'ulcère guérira promptement. Je le répète, en finissant, il
est certain et prouvé, par une expérience de plus de quinze
ans en Allemagne, que, quiconque a ponctuellement suivi le
nouveau traitement, peut avoir la certitude que toute trace
de virus syphilitique a disparu de son corps, et, s'il existe
en lui une affection quelconque, qu'elle ne provient pas de
la présence de ce virus. Assurance bien consolante pour
les malades, qui ne doivent jamais craindre une rechute,
pourvu qu'ils ne s'exposent pas à une nouvelle contagion.

Ce n'est que dans des cas extrêmement rares qu'on est
obligé de prolonger le traitement quelques jours au-delà
d'un mois révolu.

CHAPITRE VI.

———

Quelques histoires de maladies , communiquées par M. Dzondi , pour l'éclaircissement et la confirmation de sa méthode.

I.

Un tailleur de Hall, M. B..., vint consulter ce médecin, en 1812, trois ans avant la découverte de sa méthode. Le malade avait déjà depuis quelque temps des ulcères opiniâtres dans le nez, sur le nez et aux parties voisines.

Les traitemens antisyphilitiques avaient diminué chaque fois tant soit peu son mal, mais n'avaient jamais amené une guérison radicale. Par la suite , les ulcères avaient gagné de plus en plus en étendue du côté des joues, des yeux et du front ; il y avait carie dans les os du nez , qui était prodigieusement enflé et couvert de larges ulcères.

Le docteur Dzondi employa pendant six mois différentes préparations mercurielles, et même le sublimé. Le mal prit de temps à autre un meilleur aspect, mais il s'empirait chaque fois que le malade avait une pollution nocturne, ce qui lui arrivait tous les huit ou quinze jours. En un mot, personne ne put guérir le malade. En 1816, M. Dzondi employa, pour la première fois, sa nouvelle méthode ; l'année suivante , il engagea ce pauvre homme à se rendre à son institution clinique, en lui promettant de le guérir dans l'espace d'un mois, tant il était déjà certain de l'efficacité de sa nouvelle méthode.

Le malade vint, suivit ponctuellement le traitement, et déjà, après trois semaines, tous les ulcères étaient entièrement guéris; le nez se réduisit à son état naturel, et jusqu'à ce jour, il n'a pas eu la moindre rechute.

II.

Une jeune femme, madame M....., jouissant d'une belle fortune dans un village à sept lieues de Hall, avait depuis neuf ans, sur le cuir chevelu de la tête, plusieurs ulcères très-douloureux et profonds, qui avaient mis à nu l'os du crâne, et ne voulaient pas se cicatriser. Ces ulcères s'étaient réunis en partie en une seule grande plaque d'environ trois ou quatre pouces de diamètre, qui s'étendait jusqu'au commencement du front. L'os du crâne était en partie exfolié jusqu'au diploë (1). L'ulcère le plus profondément situé sur le front avait communication avec les sinus frontaux, car M. Dzondi y pouvait introduire une sonde jusqu'à la racine du nez. Outre cela, cette femme avait sur la cuisse et le tibia des ulcères semblables. Pour le reste, elle jouissait d'une assez bonne santé, et n'avait pas fait d'enfans depuis huit ans, c'est-à-dire depuis qu'elle avait été affectée de ces ulcères.

Comme il y avait raison de soupçonner la présence du virus syphilitique, plusieurs médecins soumirent cette dame, mais inutilement, à un traitement mercuriel. Elle fréquenta plusieurs eaux minérales, se fit traiter pendant une année dans la maison d'un médecin, et consulta, outre cela,

____

(1) Substance spongieuse et médullaire qui est entre les deux tables des os du crâne.

beaucoup de praticiens célèbres; mais personne ne put la guérir.

En 1816, elle vint voir le docteur Dzondi, pendant qu'un nouvel ulcère était sur le point de se former au côté droit de la tête. Ce médecin pouvait sentir dans la circonférence de cet ulcère les bords dentelés de l'os. Un autre ulcère s'était encore formé, sans dénudation de l'os, sur le tibia.

Cette dame fût traitée d'après sa méthode ; elle poussa même la dose des pilules jusqu'à quarante, et répéta, sans que cela fût nécessaire, la dernière moitié du traitement. Ces ulcères ne furent pansés qu'avec de la charpie, les os s'exfolièrent bientôt, et elle fut en peu de temps entièrement guérie. L'année suivante, elle devint enceinte, accoucha d'un enfant mâle bien robuste, et la mère et l'enfant se portaient encore parfaitement bien à l'époque de la publication de la nouvelle méthode, c'est-à-dire dix ans après.

Quoique le virus syphilitique eût entièrement disparu après l'espace de quatre semaines, M. Dzondi poussa la dose, pour satisfaire le désir inflexible de la malade, jusqu'à quarante pilules. Elle n'eut pas de salivation, et pas même lorsqu'elle recommença quinze jours après, d'après sa volonté absolue, la dernière moitié du traitement.

Ce n'est pas le seul cas où les malades aient pris d'aussi fortes doses de pilules sans le moindre inconvénient.

Les os s'exfolièrent dans l'espace de huit semaines. L'exfoliation des os sur une étendue aussi grande s'opère toujours très-lentement. Il n'en est pas de même de petites étendues où l'exfoliation s'achève dans l'espace de trois ou quatre semaines.

III.

Une jeune fille de dix-sept ans, d'une grande beauté, encore vierge et d'une conduite irréprochable, fut atteinte, en 1819,

après un voyage qu'elle avait fait avec ses parens et pendant
lequel elle avait couché dans différens lits d'auberge, d'un
petit ulcère sur la surface antérieure de la cuisse, à trois
doigts au-dessous de l'aine.

Un chirurgien fut chargé de la traiter, sans qu'il pût obtenir d'elle la permission d'examiner de près la plaie de la
cuisse. Tous les médicamens qu'il avait ordonnés pendant
dix-huit mois étaient sans effet, et la plaie ne faisait qu'augmenter de plus en plus en étendue, de manière qu'elle at-
teignit à la fin une longueur de quatre pouces sur une largeur
de deux pouces.

Cette jeune fille était dans le désespoir, et ne voulait faire
voir sa plaie à personne qu'à sa mère. Celle-ci la montra
un jour au docteur Dzondi pendant que sa fille dormait.

Il trouva le fond de la plaie très-inégal et rempli d'ex-
cavations. Les bords étaient calleux et renversés en dehors,
suite du traitement local. M. Dzondi soupçonna une cause
syphilitique, quoique cette jeune fille n'eût jamais eu sur
elle le moindre symptôme de cette maladie.

Il lui fit suivre sa nouvelle méthode, et panser sa plaie
avec de la charpie. Au bout de trois semaines, la plaie était
déjà entièrement cicatrisée, et cette fille a toujours joui depuis de la meilleure santé.

IV.

Un vieillard, C. S., avait été déjà traité depuis quelque temps, mais inutilement, à l'hôpital de Halle.

Il avait des ulcères à la gorge, au nez et aux cavités or-
bitaires ; sa faiblesse était extrême ; il ne pouvait plus quitter
son lit, et tout le monde s'attendait à le voir mourir très-
prochainement.

Le malade fut proposé à M. Dzondi, en 1817, comme
un très-digne sujet, pour mettre sa méthode à l'épreuve.

M. Dzondi accepta avec plaisir la proposition, et le malade fut porté à sa clinique. Il est à remarquer qu'il avait déjà depuis seize ans des ulcères syphilitiques, et qu'aucun médecin n'avait pu le guérir.

Il y avait cinq trous à la voûte palatine osseuse, des ulcères au nez, qui s'étendaient intérieurement jusqu'à l'œil gauche, et qui avaient produit la nécrose ou carie sèche des bords inférieurs de la cavité orbitaire. Une partie des os du nez était également attaquée.

M. Dzondi avoue qu'il ne comptait pas sur un rétablissement complet du malade, par la raison qu'il était épuisé au plus haut degré. Mais à peine celui-ci eut-il commencé le traitement, que ses forces augmentèrent visiblement. Tout son teint terreux s'éclaircit, les ulcères se cicatrisèrent, les os du nez s'exfolièrent et furent extraits. Ce traitement fut entièrement terminé dans l'espace de quatre semaines, sans qu'il fût nécessaire de le prolonger. Il a fallu seulement six semaines pour l'exfoliation des os, et après cet espace de temps, il quitta la clinique jouissant de la meilleure santé, et fit le même jour un voyage de cinq lieues, à pied.

Cet individu se porte encore aujourd'hui parfaitement bien.

V.

Un jeune homme, qui fut débarrassé en apparence de ses maux syphilitiques par des frictions mercurielles, tomba peu de temps après dans un état de mélancolie ou d'hypocondrie. Cet état de choses durait déjà depuis trois ans, lorsqu'il vint consulter le docteur Dzondi, qui le guérit entièrement, par sa méthode, dans l'espace de temps ordinaire, et il redevint gai et content, comme il l'avait été auparavant.

VI.

Un vieillard de soixante-douze ans, habitant la ville de Halle, éprouvait, depuis bien des années, des douleurs dans les os, qu'il attribuait à une cause rhumatismale ; il avait outre cela une plaie profonde sous le mollet.

Le malade entra dans la clinique sous la direction du docteur Dzondi, dans l'espérance d'être débarrassé de cette plaie. Quelques applications locales suffirent pour la faire cicatriser en peu de temps. Mais bientôt après, toutes les douleurs redoublèrent, et il se forma sur le cuir chevelu de la tête trois tumeurs d'un pouce et demi de diamètre, dans lesquelles on sentait une fluctuation. Aucun remède local ne put les faire disparaître ; elles gagnèrent en étendue, et celles qui s'étaient développéesles premières s'enflammèrent considérablement. Les tégumens s'amincirent, menaçant une rupture, et on pouvait clairement distinguer les bords dentelés de l'os, dans la circonférence de la tumeur.

Après un mûr examen, le docteur Dzondi apprit que le malade avait été atteint de la maladie syphilitique vingt-cinq ou trente ans auparavant.

Il lui fit suivre sa méthode, et quatre semaines à peine étaient écoulées, que non-seulement les douleurs et l'inflammation, mais aussi les tumeurs, avaient entièrement disparu. Tout le pus avait été absorbé, et l'os guérit, sans qu'aucune de ces tumeurs se fût ouverte.

Cette guérison, obtenue il y a cinq ans, est en effet bien extraordinaire, quand on réfléchit à l'âge du malade et à la distance de vingt-cinq ou trente ans, qui séparait la contagion de la maladie.

Je passe ici sous silence bien d'autres cures de même nature, obtenues par M. Dzondi, ainsi que quelques cas provenant d'un usage immodéré du mercure selon l'ancienne méthode, et qui exigèrent un traitement particulier, pour parler de quelques cures que j'ai obtenues moi-même à Paris, par les mêmes procédés.

I.

M. de F., âgé de quarante-huit ans, était d'une constitution bien faible, suite naturelle de sept à huit affections syphilitiques qu'il avait éprouvées dans le courant de sa vie.

Lorsque je fus appelé pour le traiter, il était dans une position très-critique, et j'avais peu d'espoir de le sauver. Qu'on s'imagine, en effet, un homme maigre comme un squelette, épuisé au plus haut degré, avec une carie très-étendue de l'os frontal du côté gauche, un dépôt de pus d'une grosseur prodigieuse à l'angle externe de l'œil du même côté qui couvrait cet organe, à deux tiers de son étendue, avec des chancres au nez et à l'arrière-bouche, des condylomes, vulgairement nommés choux-fleurs, aux parties sexuelles, et des sinus fistuleux d'une étendue extraordinaire dans la cuisse gauche.

Une des fistules avait plus de douze pouces de profondeur et deux ouvertures; l'une était au milieu de la cuisse, à quatre pouces de l'aine, et, pour atteindre l'autre, qui était sur la surface inférieure de la cuisse, près de la fosse poplitée, vulgairement nommée pli du genou, il me fallait une sonde très-longue. Il y avait outre cela une autre fistule moins considérable sur la même cuisse. Les tégumens de cette cuisse étaient en partie décollés, et contenaient une quantité considérable de pus. Quand j'ôtais les mèches des ouvertures fistuleuses, le pus jaillissait à une hauteur extraordinaire. Eh bien! cet homme a été entièrement guéri; je l'ai revu plusieurs années après; il jouissait toujours de la meilleure santé, et était devenu gros et gras.

La cicatrice sur le front était à peine visible, et personne ne se serait douté, quelques mois après son traitement, qu'il eût été si gravement affecté.

J'avoue que cette guérison est, à mes yeux, la plus remarquable que j'aie jamais obtenue et vu obtenir dans les hôpitaux de Paris, de Vienne, de Berlin, de Breslau, d'Amsterdam, etc. Mais, à l'époque où je fréquentais les hôpitaux de ces villes, il n'était pas encore question de la méthode du docteur Dzondi.

Maintenant les médecins qui suivront ponctuellement les préceptes de cette méthode, qui n'est pas toujours la même, mais varie selon les circonstances, verront leurs traitemens couronnés d'un succès constant et durable, même dans les circonstances les plus terribles et les plus compliquées.

II.

M. L., négociant, âgé de vingt ans, avait, derrière le gland, trois chancres d'une grande étendue, et un gros bubon à l'aine de chaque côté. Ces deux bubons s'étaient ouverts d'eux-mêmes et fournissaient une quantité considérable de pus mêlé de sang. Je lui ai fait suivre le traitement ordinaire de M. Dzondi, et j'ai obtenu une guérison complète et radicale au bout d'un mois. Aujourd'hui encore, c'est-à-dire quatre ans après la guérison, il se porte très-bien, et n'a pas eu la moindre rechute.

Il est très-rare que les bubons s'ouvrent quand les malades suivent le nouveau traitement dès l'invasion de la maladie vénérienne. C'est, entre plusieurs autres, un très-grand avantage; car il empêche les cicatrices des glandes inguinales, qui laissent des marques ineffaçables, et qui donnent souvent lieu à beaucoup de troubles dans les ménages.

III.

M. P., artiste, âgé de vingt-cinq ans, avait eu, dans le courant de sa vie, deux affections syphilitiques très-graves, sans compter un grand nombre de chaudes-pisses. Deux fois on l'avait fait passer par les soi-disant grands remèdes, et chaque fois il avait été en apparence guéri ; car, à la suite de cela, sa santé se trouvait altérée, sans qu'il pût indiquer un mal précis, si ce n'est un petit dérangement dans les voies digestives.

Six mois après la dernière guérison, il eut souvent des maux de gorge très-opiniâtres, mais sans altération. Il éprouvait seulement une sensation de chaleur accompagnée de sécheresse qui le fatiguait beaucoup, et qui fut diminuée tant soit peu par des adoucissans ordinaires. Plus tard, il eut très-mal au nez, d'où il sortait souvent une matière blanchâtre.

A chaque instant le malade était obligé de se gratter cette partie, et chaque fois il en retirait des croûtes plus ou moins grandes.

Lorsque j'ai été appelé chez cet individu, il était déjà depuis plusieurs années dans cette position. Il y avait inflammation chronique dans l'arrière-bouche, principalement dans les amygdales, sans plaie aucune.

Après avoir fait bien nettoyer le nez, j'ai vu une légère excoriation dans la narine droite. En examinant ses parties sexuelles, je trouvai derrière le gland plusieurs petits condylômes ; outre cela, il n'y avait aucun mal visible sur le reste du corps.

Le fait avancé par M. Dzondi, que les méthodes anciennes ou modernes ne guérissent jamais, ou presque jamais radicalement, me fut encore confirmé par cet individu. L'excoriation du nez, l'inflammation chronique de l'arrière-bouche et les condylômes sur le gland étaient, sans le moindre doute, d'une nature vénérienne. Ce malade suivit assez exactement la nouvelle méthode, et fut radicalement guéri. Il y a trois ans de cela.

IV.

M. B., peintre, âgé de vingt-deux ans, d'une constitution très-délicate, avait eu, dans l'espace de dix-huit mois, deux chaudes-pisses bénignes. Je les ai guéries par des remèdes ordinaires; la première dans l'espace de cinq semaines, et la seconde dans l'espace de six semaines. Le malade était peu docile et ne suivait pas exactement le régime que je lui avais prescrit; sans cela il aurait pu être guéri beaucoup plus tôt.

Deux mois après la dernière guérison, il fut atteint d'un mal de gorge opiniâtre, et il se forma un petit ulcère sur l'amygdale, très-enflée du reste, du côté droit.

Depuis sa dernière chaude-pisse, cet homme avait toujours vécu d'une manière très-sobre, ne voulant aucunement s'exposer à une nouvelle contagion, par la raison qu'il avait une intrigue amoureuse avec une jeune personne qu'il voulait épouser.

Toutes espèces de gargarismes ne faisaient qu'adoucir un peu son mal, très-pénible du reste, sans que je pusse en un mot le guérir par les remèdes ordinaires. Tout à coup me vint l'idée que son mal de gorge était d'une nature vénérienne, et qu'il fallait employer la nouvelle méthode antisyphilitique.

Après quelque hésitation, le malade, qui avait une grande confiance en moi, suivit mon conseil, et déjà au bout de quinze jours, il était entièrement guéri; mais malgré cela, je lui ai fait parcourir le traitement d'un bout à l'autre, ce qui fut exécuté dans l'espace de quatre semaines.

J'ai eu occasion de voir cet homme très-souvent pendant plusieurs années consécutives, et il a toujours joui d'une bonne santé.

Cet exemple prouve que beaucoup de chaudes-pisses, en apparence bénignes, sont cependant d'une nature syphilitique.

V.

M. L., négociant et père de famille, âgé de quarante-sept à quarante-huit ans, avait à gémir des suites les plus effrayantes de la maladie vénérienne. Il me fit appeler, il y a cinq ans et demi, en annonçant que ses parties sexuelles et celles qui les environnent étaient, pour ainsi dire, en lambeaux, c'était malheureusement l'exacte vérité. Lorsque je le vis alors, il y avait déjà sept à huit ans qu'il avait contracté une maladie syphilitique très-compliquée. Il est inutile de dire qu'il avait épuisé toutes les ressources de l'art; mais rien ne pouvait arrêter les progrès du mal. Ses plaies répandaient une odeur infecte. Avant de le soumettre au nouveau traitement, je m'aperçus très-bien que sa guérison ne pouvait pas être opérée dans l'espace de cinq à six semaines. Une grande quantité de brides et de sinus fistuleux exigeaient un traitement chirurgical.

Jamais je ne pus obtenir de cet homme, accoutumé aux souffrances depuis longues années, de suivre exactement le traitement, et il s'exposa fréquemment au froid et à l'humidité. Malgré cela, le traitement avait influé sur les plaies d'une manière salutaire. Elles s'étaient nettoyées, le pus avait un meilleur aspect, et il ne répandait presque plus d'odeur désagréable; mais les brides et les sinus fistuleux empêchaient leur cicatrisation. Le malade se portait du reste beaucoup mieux; il avait meilleur appétit, et ses douleurs avaient considérablement diminué.

Je proposai au malade de se soumettre au traitement chirurgical proprement dit; nous convînmes même du jour où il devait commencer, et le malade me permit d'amener le docteur Bessière, comme médecin consultant. Nous arrivâmes à l'heure fixée, et le malade eut l'air assez décidé; mais sitôt qu'il aperçut les instrumens chirurgicaux, il recula subitement, en disant qu'il préférait la mort à l'opération : force me fut donc d'abandonner le malade. Je l'ai rencontré souvent depuis, et il m'a assuré que ses plaies étaient devenues stationnaires, c'est-à-dire qu'elles ne s'étaient plus agrandies. C'est une preuve évidente que le traitement Dzondi avait agi sur lui d'une manière efficace, et que le malade aurait été complétement guéri, s'il se fût soumis au traitement chirurgical.

VI.

Un jeune Anglais gagna, en 1828, plusieurs chancres sur le gland. Il consulta un médecin qui eu l'imprudence de les cautériser, à plusieurs reprises, avec la pierre infernale. Quelques jours après, il se développa un gros bubon à chaque côté de l'aine ; l'un et l'autre passèrent en suppuration, et laissèrent des cicatrices affreuses.

Le malade, après avoir fait usage de la liqueur de Van Swieten, pendant deux mois, fut censé guéri : mais il n'en était point ainsi. Trois mois après, il fut tourmenté par un mal de gorge épouvantable, accompagné de plusieurs petites ulcérations sur les parties molles de la voûte palatine. Il s'adressa à un autre médecin, qui lui fit faire soixante frictions mercurielles. Le mal de gorge disparut, et il se crut délivré de ses maux vénériens. Un mois après le mal de gorge reparut, et le malade éprouva des douleurs dans les os. Fatigué par une si grande quantité de mercure, il suivit un traitement végétal pendant six semaines, et prit plusieurs bouteilles d'essence de salsepareille provenant de la pharmacie anglaise. Il en fut un peu soulagé, mais il vit bien qu'il n'était pas radicalement guéri. Les médecins lui conseillèrent de quitter Paris et de se rendre en Italie, espérant qu'un climat chaud achèverait sa guérison. Il va à Naples, s'adresse à un des plus fameux médecins de la ville, qui parvint à diminuer un peu ses souffrances par une trentaine de frictions mercurielles et beaucoup de bains chauds. De Naples, il se rend à Montpellier pour se faire traiter par le docteur Chrétien. Le traitement que ce médecin lui fit suivre améliora également son état de santé ; mais nonobstant il éprouva toujours des douleurs dans les os. Le malade quitte Montpellier et revient à Paris, où il éprouve, peu de temps après son arrivée, des maux de gorge et un violent redoublement de ses douleurs dans les os.

Un de ses amis, qui avait entendu dire que j'employais la nouvelle méthode du docteur Dzondi avec beaucoup de succès, l'engagea à se soumettre à ce nouveau traitement. Il vint me consulter ; c'était au mois de décembre de l'année 1829. Je l'engageai à louer un appartement exposé au midi, à y mettre un poêle, et à entretenir une chaleur de de 16 à 18 degrés Réaumur jour et nuit. Tout cela fut exécuté, ainsi que le traitement Dzondi, avec la plus grande exactitude. Le malade éprouvait déjà, le douzième jour du traitement, un soulagement notable de son mal de gorge et de ses douleurs dans les os. L'amélioration de sa santé fut progressive pendant la durée du traitement; il n'était pas encore entièrement terminé, qu'il fut complétement délivré de toutes ses souffrances. Comme le traitement s'était montré si efficace contre une maladie aussi rebelle, je ne vis pas la nécessité de le prolonger, encore moins de le faire répéter une seconde fois, ce qui devient quelquefois nécessaire dans les cas très-opiniâtres. Le malade, qui était maigre et chétif avant de suivre le nouveau traitement, a pris, un mois après, un embonpoint remarquable. Je l'ai revu souvent pendant son séjour à Paris, qui s'est prolongé au-delà d'une année, et il jouissait toujours de la meilleure santé.

VII.

M. C., homme de lettres anglais, âgé de quarante-quatre à quarante-cinq ans, d'un grand mérite, avait aussi à gémir depuis très-long-temps des suites funestes de la maladie vénérienne. Les traitemens les plus efficaces, employés

par les praticiens les plus habiles de la capitale , tant français qu'anglais , ne pouvaient pas arrêter les progrès du
mal.

La même personne, qui m'avait recommandé au jeune
Anglais dont je viens de parler, me conduisit aussi chez ce
dernier. Chemin faisant, il me dit que cet individu était à
la dernière extrémité, et que les médecins le regardaient
comme perdu. J'arrive, et je vois qu'il était en effet dans
une position bien alarmante. Le malade, faible au plus
haut degré, avait plusieurs ulcères larges, couverts de
croûtes épaisses sur le front, sans parler de trois ou quatre
exostoses qui se trouvaient sur la même partie. Il avait en
outre un ulcère également très-large et profond sur la
tempe gauche, qui se prolongeait jusqu'au-dessus de la paupière
supérieure. Il avait des plaies sur les joues, les bras,
le dos, le bas-ventre, les cuisses et les jambes ; parties où
étaient aussi plusieurs exostoses très-douloureuses. Ce qui
faisait surtout beaucoup souffrir le malade, c'étaient des
plaies larges et profondes dans la totalité de l'arrière-bouche, et qui l'empêchaient presque d'avaler les alimens.

J'avoue qu'en cette occasion j'ai employé le traitement
Dzondi avec beaucoup de crainte, vu l'extrême faiblesse
du malade. Néanmoins, il le supporta parfaitement bien,
et déjà, au bout de quinze jours, il y avait une amélioration visible. Ses souffrances avaient diminué ; l'appétit
commençait à renaître, et toutes les plaies avaient un meilleur aspect. Avant la fin du traitement, une grande partie
des plaies de la surface du corps étaient déjà cicatrisées, et
d'autres étaient sur le point de l'être. Il n'en était pas de
même de celles de l'arrière-bouche ; elles restaient stationnaires, et avaient même une tendance à s'agrandir, ce qui
m'engagea à ne pas prolonger le nouveau traitement. Ce
qui était difficile à expliquer ; c'était que les moyens curatifs
eussent si bien agi sur les plaies du dehors, et n'eussent eu
presqu'aucune influence sur celles de l'arrière-bouche.

Je fis alors prendre au malade, pendant un mois consé-
cutif, du soufre, du quinquina en poudre et du fer porphy-
risé. Ce traitement eut une influence très-salutaire sur lui ;
ses forces augmentèrent à vue d'œil. Cependant les ulcères
de la gorge ne voulurent disparaître qu'après un grand
nombre de gargarismes simples, et après les avoir cautéri-
sés plusieurs fois.

Tout le traitement a duré environ trois mois. Le malade
se trouvait après cela dans un état de santé très-satisfaisant.
Il reprenait de l'embonpoint, avait très-bon appétit, et
pouvait déjà vaquer, tant soit peu, à ses affaires. Les
plaies du dehors étaient entièrement cicatrisées, à l'excep-
tion de deux, dont une à la cuisse gauche, et l'autre à la
jambe du même côté. Il a fallu encore plusieurs mois avant
d'obtenir leur guérison complète ; cela provenait en grande
partie de ce que le malade faisait trop d'exercice, et surtout
trop bonne chère. M. C. a joui, six ou huit mois après le
traitement, d'une assez bonne santé. Après ce temps, il a
eu de nouveau des douleurs dans les os. Je voulus alors es-
sayer le remède antisyphilitique italien que feu le docteur
Swediaur vante beaucoup dans son traité des maladies syphilitiques, et que je lui ai vu employer avec beaucoup de
succès. Mais le malade n'ayant pas pu le supporter, je le
soumis de nouveau au traitement Dzondi, qu'il a pu suivre
avec la plus grande facilité, et qui paraissait l'avoir entièrement délivré de ses maux : malheureusement il n'en était
pas ainsi. Il a eu de nouveau des douleurs très-fortes dans
les os ; mais les anciennes plaies restèrent complétement
cicatrisées. Au moment où j'écris ces lignes, le malade est
de nouveau délivré de ses souffrances, et il se porte assez
bien. Je ne regarde pas comme un reste de syphilis les
douleurs que le malade a éprouvées à plusieurs reprises, et
surtout dans les mois de mars et d'avril derniers ; mais je
les attribue au froid et à l'humidité qui ont régné pendant
ce temps. Du reste, M. C. est obligé de travailler, et sou-

vent tard dans la nuit, dans une petite pièce très-humide au rez-de-chaussée, qui est à peine au niveau du sol. Je crains que ses douleurs ne persistent aussi long-temps qu'il n'abandonnera pas pour toujours cet endroit malsain.

En supposant même que le traitement Dzondi n'ait pas opéré dans ce cas-ci une guérison complète, on est néanmoins forcé d'admettre qu'il s'est montré plus efficace que tous les autres, et l'on peut dire que le malade n'existerait probablement plus, s'il ne l'avait suivi. Toutes les personnes de sa connaissance ne croyaient pas qu'il y eût un moyen de le sauver. Il suffit d'avoir vu le malade pour être de leur avis.

VIII.

M. F., négociant, âgé de trente-quatre à trente-cinq ans, a eu plusieurs maladies syphilitiques très-graves dans le courant de sa vie, et après avoir suivi plusieurs traitemens en règle, il s'en croyait entièrement délivré. Tout à coup il éprouve des douleurs dans les os du nez, accompagnées d'un gonflement considérable et d'un écoulement puriforme. Plusieurs mois se passent sans que M. F. prête une attention sérieuse à cet état de choses. Ce n'est qu'après avoir remarqué que de petits os se détachaient de temps à autre, qu'il réclama les secours de l'art. Quatre médecins du plus grand mérite l'ont successivement traité. Le mercure à hautes doses, l'essence de salsepareille, tisane de Zittmann, de Felz et d'Arnoux ont été inutilement employés. Rien ne pouvait arrêter les progrès du mal.

J'ai été appelé, pour traiter le malade, il y a environ douze ou quatorze mois. En arrivant dans son antichambre, je sentis une odeur infecte et tellement caractéristique pour moi, que je reconnus sur-le-champ, sans avoir vu l'individu, quel genre de maladie affreuse j'aurais à combattre. Il était en effet dans un état déplorable. Une partie des os du nez était déjà tombée, et la voûte palatine était perforée de part en part. La grande quantité de matières noirâtres d'une puanteur épouvantable qui sortaient de ces partie m'indiquaient que la carie devait être très-étendue. Ce malade était faible au plus haut degré ; les fonctions digestives se faisaient très-mal, et il était très-affecté de sa triste position, suites naturelles de cette affreuse maladie, et peut-être aussi de la grande quantité de médicamens qu'il avait pris. J'ai jugé à propos de rétablir le plus promptement possible les forces du malade, d'abord par l'usage du quinquina, et ensuite par le remède antisyphilitique italien, qu'il supporta à merveille. Au bout de trois ou quatre semaines, il y avait déjà un changement total dans sa santé ; ses forces renaissaient à vue d'œil, l'appétit était bon, et les matières provenant du nez avaient un meilleur aspect. Cependant, n'espérant pas avoir complètement arrêté, par les remèdes précédens, les progrès du mal, je le fis suivre le traitement Dzondi, qui se montra également, dans ce cas grave, très-efficace. Les douleurs cessèrent ; l'écoulement des matières provenant du nez diminua considérablement. Le malade se portait beaucoup mieux ; ses fonctions digestives étaient très-bonnes, et il pouvait vaquer à ses affaires sans être trop fatigué. Tout cela me fit soupçonner que le virus syphilitique était détruit, et qu'il fallait laisser à la nature de se débarrasser d'elle-même des os cariés du nez, et qui entretenaient encore un petit écoulement de cette partie. Ce que j'avais soupçonné s'est en effet réalisé. Du reste, j'avais là-dessus des données certaines que j'ai eu occasion de recueillir dans les différens hôpitaux que j'ai fréquentés, et que ma pratique particulière m'a fournies. Les petits os cariés qui existaient encore à la fin du traitement se sont détachés d'eux-mêmes à deux reprises différentes, après quoi l'écoulement et la mauvaise odeur du nez ont entièrement cessé. Il est bon de dire que j'ai aidé les efforts de la nature par une bonne nourriture et par des fortifians de différentes espèces. Le malade, que je rencontre très-souvent, se porte à merveille.

Pendant le traitement de M. F., j'ai suivi un conseil recueilli, comme beaucoup d'autres, dans les leçons pratiques du savant professeur Dupuytren. Ce conseil est de faire porter de la charpie dans les narines à ceux qui ont des ulcères au nez, accompagnés de la carie des os. Ce moyen simple intercepte le courant d'air qui influe d'une manière si nuisible sur toute espèce de plaie.

Je me rappelle aussi ici ce que le célèbre Dubois, le doyen de la chirurgie, a dit, il y a environ vingt ans, concernant la carie des os du nez, dans une de ses leçons pratiques que j'ai suivies pendant long-temps avec le plus grand intérêt : « On doit bien se garder de combattre la carie du nez provenant d'une cause syphilitique par des mercuriaux, lorsque les malades ont déjà suivi un traitement anti-syphilitique en règle. C'est la nature qui se charge elle-même de détacher les os cariés des parties saines, quand le virus syphilitique a été convenablement combattu ; et les médecins qui veulent devancer l'opération de la nature par l'emploi d'une grande quantité de mercure tuent leurs malades. »

Les malades T., L., C., F., qui m'ont fourni le sujet des première, cinquième, septième et huitième histoires de maladies, sont connus de beaucoup de personnes qui savent en même temps que c'est moi qui les ai traités. En lisant les détails de leurs maladies respectives, elles reconnaîtront sur-le-champ la personne de qui je veux parler, et elles diront en même temps que tout ce que j'en dis n'est que la plus exacte vérité.

La maladie vénérienne est une de ces maladies que l'on aime surtout à tenir secrète. J'ai dû, par conséquent, m'interdire de nommer les personnes que j'ai eu à soigner. J'aurais pu aisément augmenter le nombre des cas que je raconte. Mais je crois en avoir dit assez pour prouver l'efficacité extraordinaire du traitement Dzondi perfectionné. Je le répète en finissant, et comme par forme de résumé, il n'est nullement désagréable à suivre. Il paraît même à beaucoup de personnes si doux, qu'elles ne croient pas, dans le commencement, à son efficacité; mais la suite leur prouve le contraire.

La seule chose qui gêne souvent les malades dans ce traitement, c'est de manger fort peu et de rester chez eux quand il fait froid. Mais en réfléchissant que le traitement les délivre entièrement de leurs souffrances et qu'il leur procure toutes les jouissances d'une bonne santé, ils se soumettent plus facilement à ce régime peu gênant.

Tous ceux qui sont sur le point d'entrer dans les liens du mariage, et qui ont été affectés de la maladie syphilitique, n'importe l'époque de leur vie, devraient se soumettre à ce traitement, ne serait-ce que par pure précaution, afin de ne pas compromettre la santé de leurs jeunes épouses, ou bien celle des enfans qui peuvent naître de leur union.

Combien de fois n'a-t-on pas vu des enfans nouveau-nés couverts de pustules vénériennes! Ce fait est à la connaissance de tous les médecins qui savent que la syphilis peut se propager dans plusieurs générations successives.

Les maladies chroniques qui en résultent ne se prononcent pas toujours dans leurs formes primitives, comme cela a été déjà remarqué dans les deuxième, troisième et quatrième chapitres de cette brochure. C'est pourquoi les malades et les médecins ne se doutent pas souvent de la cause qui les a produites, et c'est pourquoi aussi elles sont si fréquemment incurables. De ce nombre sont, comme on peut voir en partie dans les chapitres ci-dessus indiqués, une faiblesse générale, des douleurs de toute espèce, les affections de la poîtrine, comme, par exemple, l'asthme, la phthisie, l'hypocondrie, la migraine, les maux de nerfs de tout genre, entre autres, les maux de dents rebelles, les inflammations chroniques des intestins, des yeux, de la gorge, etc. ; les éruptions de la peau, comme, par exemple, les dartres, etc. ; les furoncles, vulgairement nommés *clous*, les chaudes-pisses et les flueurs blanches chroniques,

les ulcères à la matrice, les humeurs froides, etc., etc.
Toutes les maladies que je viens d'énumérer peuvent naître
par des causes très-variées; mais si elles résistent aux traitemens ordinaires et régulièrement suivis, on peut soupçonner
qu'elles doivent leur origine à une cause syphilitique. C'est
alors, si cela est réellement le cas, que la méthode Dzondi
procure des guérisons si inattendues.

APPENDICE.

La publication de cette brochure a été long-temps retar-
dée par des causes indépendantes de ma volonté. Je n'en
suis pas fâché sous un certain rapport, car dans ce délai,
j'ai eu de fréquentes occasions de me convaincre, encore
davantage, de l'utilité des changemens que j'ai fait éprouver
à la méthode Dzondi. Parmi les nombreux syphilitiques que
j'ai eu à traiter, il s'est trouvé des cas fort remarquables.
On en jugera surtout par celui qui fera le sujet de la première
observation de cet appendice. Le malade dont il est question m'a permis, pour me prouver sa grande reconnaissance,
de le faire voir à tous les médecins qui pourraient mettre en
doute les détails de sa maladie qu'on observe heureusement
bien rarement.

Il en est de même de la personne qui fait le sujet de la
troisième observation.

Plusieurs personnes atteintes d'affections dartreuses très-
invétérées sont venues aussi me consulter depuis cette
époque,

L'insuffisance des moyens curatifs ordinaires qui ne font
que pallier ces maladies souvent affreuses, sans les détruire
entièrement, m'a conduit à chercher quelques autres procédés. Je crois en avoir trouvé un qui ne sera pas sans avan-

tages. Je l'ai employé, dans deux cas, avec un succès complet (1) ; dans d'autres, je n'ai obtenu jusqu'à présent que des améliorations notables. Cependant, comme il n'y a pas très-long-temps que j'ai commencé à traiter ces derniers malades, je ne désespère pas encore d'obtenir leur guérison. Je me ferai un devoir de porter à la connaissance du public le résultat de mes moyens curatifs.

Je poursuis mes recherches avec zèle, car je suis loin de regarder les moyens curatifs que j'ai imaginés comme infaillibles. Les causes des dartres étant variées à l'infini, les traitemens doivent être aussi divers qu'elles. C'est au praticien habile de les approfondir avant de prescrire les médicamens. Puissent mes efforts atteindre le but que je me suis proposé, en trouvant un moyen d'opérer la guérison complète de ces affreuses affections, l'écueil de la médecine, ce serait pour moi la plus grande récompense que je puisse espérer.

PREMIÈRE OBSERVATION.

M. S. C., âgé de dix-huit à dix-neuf ans, d'une bonne constitution, gagna, au mois de juin 1832, une simple chaude-pisse. Il alla consulter, d'après l'avis d'un de ses amis, une femme, qui commença par lui demander 30 fr., payables d'avance, pour son traitement. Elle lui fournit des pilules dont il devait prendre douze par jour pendant la durée d'un mois. Malgré l'effet purgatif violent qu'elles produisirent, le malade eut le courage d'en faire usage pendant six à sept jours consécutifs. Mais alors il fut forcé d'y renoncer, l'écoulement s'arrêta et les testicules s'enflammèrent considérablement. M. S. C. fit appeler un médecin qui parvint à faire disparaître ces accidens dans l'espace de dix à douze jours, par les moyens curatifs ordinaires, et l'écoulement reparut. Le médecin jugea à propos, et il a très-bien fait,

____

(1) Voyez les deuxième et troisième observations de l'*Appendice*.

de ne pas l'arrêter tout de suite; ce n'est que plusieurs se—
maines après qu'il ordonna plusieurs potions balsamiques
afin d'en délivrer le malade. Vains efforts, l'écoulement ne
s'arrêta pas. Le malade fatigué par tant de médicamens qui
lui abîmaient l'estomac, prit la résolution de renoncer à
toute espèce de remèdes.

Huit mois après, il était encore tourmenté par le même
mal. Cependant il voulait en finir : il entend parler d'un
charlatan, autrefois cordonnier de son état à ce que l'on m'a
dit, et qui jouit d'une assez grande réputation pour la guérison des maladies secrètes. Le malade s'adresse à cet
homme qui lui promet d'arrêter son écoulement dans l'espace de trois jours, et il tint parole. Le charlatan lui fournit
trois bouteilles de médicamens, au prix de 15 ou 20 fr., dont
deux contenaient un liquide destiné à être pris à l'intérieur,
et la troisième devait être employée pour des injectious.

Le malade suivit ponctuellement les prescriptions de cet
homme. Les médicamens produisaient des purgations des
plus violentes qui le fatiguaient au plus haut degré, et il fit
aussi des injections. Trois jours après, l'écoulement était
complétement arrêté. Le quatrième jour, il sentit une grande
irritation dans les yeux, comme s'il y avait eu du sable. Le
cinquième jour, il s'y développa une inflammation violente
accompagnée d'abord d'un écoulement abondant blanchâtre
et plus tard verdâtre. Le malade souffrait horriblement et
il avait la sensation (c'est son expression) que les yeux voulaient sortir de sa tête. Un médecin est appelé qui ordonne
quinze sangsues et des fomentations émollientes sur les
yeux, et des bains de pieds. Tout cela fut ponctuellement
exécuté, mais n'empêcha pas l'inflammation d'atteindre le
plus haut degré d'intensité ; l'œil gauche était le plus attaqué ;
il se tuméfia considérablement et dépassa de beaucoup les
bords de la cavité orbitaire.

Un second médecin est appelé qui a la maladresse de faire
couvrir les yeux de larges cataplasmes. Le premier médecin

arrive et désapprouve complétement cette application, disant qu'il préfère se retirer si son confrère ne veut pas y renoncer ; ce qu'il fit effectivement, voyant que l'autre ne voulait pas suivre son conseil. Le second médecin continua donc seul de soigner le malade; il insista sur l'usage de cataplasmes, appliqua plusieurs vésicatoires sur les bras et des sinapismes aux mollets, et il ordonna en outre des bains de pieds.

L'intensité du mal ne diminua en aucune manière. Les souffrances étaient toujours les mêmes et le malade sentit des battemens très-prononcés dans les yeux surtout dans l'œil gauche. Tout à coup celui-ci crève et l'autre est menacé du même sort. C'était dans ce moment que les parens du malade se décident à me faire appeler. J'arrive, j'écoute les détails de la maladie, j'examine, autant qu'il est possible de le faire, les parties affectées, et il m'est facile de voir quelle maladie j'avais à combattre; c'était une ophthalmie blennorrhagique (1). Les paupières étaient tellement gonflées qu'il m'était impossible de les écarter et d'examiner l'état des yeux. Il en sortait une grande quantité de matières puriformes d'un jaune verdâtre qui couvraient les joues. D'après le récit des parens, je pouvais présumer que l'œil gauche était passé en suppuration. On me raconta que cet œil était devenu gros comme un œuf, et qu'il en était sorti une quantité prodigieuse de matières. Il s'agissait maintenant de sauver l'œil droit qui était aussi dans le plus grand danger. Le malade souffrait horriblement et il sentait des battemens dans cette partie; symptômes ordinaires, quand l'inflammation des yeux est poussé au plus haut degré. Le pouls du malade était plein, dur et très-accéléré. Je pratiquai sur-

---

(1) Inflammation violente des yeux, provoquée par le virus syphilitique. Les écoulemens des parties sexuelles d'une nature vénérienne, trop brusquement arrêtés, donnent souvent lieu à cette horrible maladie, qui est presque toujours suivie de la perte de la vue.

le-champ une large saignée qui fut réitérée dans la même journée. Je fis bassiner très-souvent les yeux avec un collyre émollient opiacé. Il est inutile de dire que j'avais fait supprimer sur-le-champ les cataplasmes chauds sur les yeux qui avaient augmenté dans ce cas-ci l'intensité du mal, par la raison surtout que l'on n'avait pas préalablement tiré assez de sang au malade.

Je fis faire des fomentations chaudes sur les parties sexuelles afin de rétablir l'écoulement de ces parties (1); et ce qui eut réellement lieu dans l'espace de deux ou trois jours. Comme le malade était constipé depuis cinq à six jours, je prescrivis des poudres purgatives composées de calomel préparé à la vapeur et de jalap. J'en fis donner une toutes les deux heures, et j'engageai le malade à suspendre leur usage sitôt qu'elles auraient produit de l'effet; deux prises ayant déjà opéré cinq à six selles très-copieuses, le malade n'en prit plus ce jour-là. J'ordonnai en outre des bains de pieds sinapisés, une diète absolue et une tisane rafraîchissante pour boisson.

Le malade se trouvait très-soulagé le jour suivant. Les yeux le faisaient beaucoup moins souffrir et je pouvais entr'ouvrir les paupières encore très-enflammées ainsi que l'intérieur des yeux. Les parties étaient rouges comme de l'écarlate; je fis poser ce jour-là vingt sangsues derrière les oreilles, qui produisirent une évacuation prodigieuse de sang, au grand soulagement du malade; le troisième jour, deux poudres purgatives et frictions avec de l'onguent gris, dans toute la circonférence des yeux, lavemens et bains de pieds sinapisés.

L'état du malade devenait de plus en plus satisfaisant; malgré cela je fis appliquer le quatrième jour un vésicatoire

---

(1) Plusieurs auteurs conseillent en pareil cas d'inoculer le virus syphilitique, par le moyen d'une sonde, dans les parties, afin de faire naître un écoulement artificiel.

à la nuque, parce que les yeux étaient toujours très-enflammés. Le sixième jour, je pouvais déjà examiner les yeux à mon aise, et sans presque causer de douleurs ; l'inflammation avait considérablement diminué ainsi que l'écoulement par les yeux. Le malade voyait très-clairement avec l'œil droit; il n'en était pas de même de l'œil gauche ; la cornée transparente de celui-ci s'était un peu affaissée dans son milieu et elle était recouverte d'une membrane blanchâtre. Le malade ne voyait absolument rien par cet œil, et je crus la vue entièrement perdue, heureusement il n'en était pas ainsi; car, au bout de quelques jours, il pouvait distinguer des objets d'une certaine grosseur.

DIXIÈME JOUR. — Les symptômes inflammatoires étant pour la plus grande partie dissipés, je commençai de soumettre le malade au traitement Dzondi, afin de détruire entièrement le virus syphilitique qui avait occasioné, sans le moindre doute, cette affreuse ophthalmie ; je laissai alors de côté les frictions avec de l'onguent gris, et je fis supprimer peu à peu tous les vésicatoires avec les précautions usitées.

Les yeux furent bassinés avec un collyre opiacé, légèrement astringent; le malade prit encore quelques bains de pieds sinapisés et il observa toujours une diète sévère. Je crois devoir mentionner que l'écoulement par les parties sexuelles du malade, qui s'était rétabli depuis quelque temps, disparut complétement huit jours après que le malade suivit la méthode Dzondi; il la supporta à merveille, son rétablissement entier fut même obtenu avant la fin du traitement, sauf une diminution de la vue de l'œil gauche qui subsistera toujours.

Je crois devoir mentionner ici une circonstance qui s'est présentée au moment où le malade se trouvait déjà dans un état assez satisfaisant, parce qu'elle sert à confirmer tous les détails que je viens de donner; cette circonstance m'a été rapportée par les parens du malade long-temps après sa guérison. J'appris donc que le second médecin qui avait traité le malade avant moi avait toujours continué de lui faire des visites. Comme il est parent de la famille, on n'a pas osé le remercier, mais on n'a nullement suivi ses conseils. En ne voyant plus les cataplasmes sur les yeux du malade il demanda pourquoi on avait suspendu leur usage, à quoi on lui a répondu qu'ils fatiguaient le malade. Cependant cela ne l'a pas empêché de continuer ses visites et d'être tellement enchanté de l'efficacité de son traitement qu'il invita un habile praticien de la capitale, M. P., à venir voir son malade afin de confirmer au besoin la guérison d'une maladie, qu'on n'a le bonheur d'obtenir que très-rarement. M. P. accepta l'invitation de son confrère et il s'y rendirent ensemble. M. P., après avoir vérifié tous les faits rapportés par son confrère, finit par lui dire qu'il pouvait se vanter d'avoir opéré une cure extraordinaire, et qu'il désirait connaître les moyens curatifs qu'il avait employés; alors son confrère lui parle de l'application de plusieurs vésicatoires aux bras et des sinapismes aux pieds, etc. etc, Mais il s'est gardé de mentionner les cataplasmes sur les yeux. M. P. lui répondit qu'il ne pouvait concevoir pourquoi ces remèdes s'étaient montrés dans ce cas d'une efficacité si extraordinaire, tandis qu'ils n'étaient ordinairement suivis d'aucun résultat satisfaisant, et que les malades perdaient presque toujours la vue.

Tout cela s'est passé en présence des parens du malade, qui ont écouté cette conversation avec le plus grand sang-froid.

L'essentiel de tout cela est que le malade, que j'ai vu pour la dernière fois le 4 juin courant, c'est-à-dire cinq à six semaines après sa guérison, se porte on ne peut pas mieux. Il a repris de l'embonpoint et toutes les fonctions se font à merveille, effets ordinaires du traitement Dzondi.

II. OBSERVATION.

M. S. âgé de 6o ans, d'une bonne constitution, avait des dartres larges et très-invétérées sur le front, le cuir chevelu et la nuque. Il éprouvait souvent des démangeaisons insupportables qui le privaient du sommeil. Du reste, ses fonctions se faisaient assez bien. Il y a à peu près deux ans qu'il est venu me consulter. Je le soumis au traitement que j'ai imaginé il y a environ deux ans et demi, et au bout de trois mois toutes les dartres avaient disparu pour ne plus revenir. J'ai rencontré souvent le malade et il se porta toujours bien.

Je m'abstiens, dans mon mode de traitement des dartres, d'applications locales astringentes, qui selon moi sont dangereuses et peuvent faire naître des accidens graves. Quand il y a des fortes démangeaisons, je tâche de les calmer avec de la pommade de concombre, tout bonnement. C'est par un traitement intérieur peu fatigant que je tâche de combattre les dartres d'une manière efficace.

III. OBSERVATION.

Madame E., blanchisseuse en fin, âgée de 38 à 40 ans, avait depuis deux à trois ans la figure et le front couverts de dartres rongeantes. Il sortait au-dessus des croûtes une matière purulente très-acre. Cette femme éprouvait souvent des démangeaison à se déchirer la figure, et à être privée de sommeil. La malade était sur le point d'être repoussée de tout le monde à cause de sa maladie dégoûtante ; elle avait employé pendant long-temps son faible gain pour s'acheter les médicamens que les médecins lui prescrivaient, mais hélas ! point de soulagement ; son mal s'aggravait, au contraire, et les douleurs que les dartres lui faisaient éprouver devenaient de plus en plus insupportables. Madame E. est venue me consulter l'année passée au commencement du mois d'août. Je lui conseillai d'abord l'usage du soufre à l'intérieur et l'onguent populeum, afin de calmer un peu ses douleurs. L'onguent produisit l'effet contraire et je fus forcé d'y renoncer. Elle supporta du reste très-bien l'usage du soufre qui lui causa tous les jours une à deux selles. Je conseillai à la malade une diète sévère, de s'abstenir de crudités, de

viandes salées et épicées, d'acides, et enfin l'usage de bains.
Ce traitement influa assez bien sur la malade ; elle souffrit
bien moins, mais ses dartres ne paraissaient pas vouloir disparaître. Je conseillai à cette malade l'usage du soufre à
l'intérieur, parce qu'elle n'en avait pas fait usage auparavant.
Voyant que sa guérison n'avançait pas beaucoup, j'ai essayé
de lui faire suivre le traitement que j'avais employé avec
tant de succès sur M. S., qui a fournit le sujet de la deuxième
observation.

La malade le supporta assez facilement, et au bout de
trois semaines, il y avait une amélioration dans sa santé
Les ulcères guérissaient l'une après l'autre et les croûte.
commençaient à tomber. Un mois plus tard toutes avaient
disparu successivement et les places où elles avaient existé
n'étaient marquées que par une rougeur assez vive. Malgré
cette guérison précoce, j'ai engagé la malade, après s'être
reposée pendant trois semaines ou un mois, de recommen-
cer le traitement, ce qu'elle fit en effet. Depuis, il y a huit
mois de cela, la malade n'a éprouvé aucune rechute, la rougeur de sa figure s'est dissipée petit à petit, et elle ne porte
plus la moindre trace de son infirmité précédente ; la santé
a été depuis aussi très-bonne.

Cette dame, comme je l'ai déjà remarqué, ne se refuse
pas de se faire voir à tous les médecins qui désireraient
constater les faits que je viens de relater. Les personnes qui
auraient envie de satisfaire à ce désir n'ont qu'à s'adresser
à moi. Je leur procurerai l'occasion de s'entretenir avec
elle.

Il serait à désirer que les médecins pussent toujours attester leurs cures d'une manière aussi authentique ; bien des
raisons s'y opposent, comme cela est facile à concevoir ;
sans cet obstacle le public ne serait pas si souvent porté à
mettre en doute des faits semblables.

NOTE

SUR

LES MOYENS CURATIFS

EMPLOYÉS

PAR LE DOCTEUR BREMSER,

POUR COMBATTRE LES VERS INTESTINAUX DE L'HOMME (1).

L'ouvrage sur les vers intestinaux de l'homme, du docteur Bremser le plus complet, sans contredit, que nous possédons, sur cette matière, n'étant pas assez connu en France, il ne sera pas sans intérêt, je le pense, de dire quelques mots sur les moyens curatifs que ce célèbre praticien a employés pour combattre ces animaux nuisibles, ainsi que sur les signes qui font présumer leur présence. Le grand nombre de cures qu'il a obtenues par ses vermifuges est sans doute la meilleure preuve de leur efficacité.

J'ai été à même de les employer souvent à Paris avec beaucoup de succès, surtout dans un cas de danse de Saint-Guy (2), provoquée par la présence de vers dans le canal intestinal d'une jeune

---

(1) Voyez pag. 486 du *Traité sur les vers intestinaux de l'homme*, par le docteur Bremser, traduit de l'allemand par le docteur Grundler, avec des notes de M. le professeur de Blainville, membre de l'Institut. A Paris, chez Deville Cavellin, ancienne maison Gabon, rue de l'École-de-Médecine.

(2) Maladie de nerfs. Les personnes qui en sont affectées sont presque toujours dans un mouvement spasmodique continuel.

fille de dix ans. Elle était affectée de cette maladie depuis huit mois, au grand chagrin de ses parens. Le traitement vermifuge du docteur Bremser fit disparaître cette affection dans l'espace de cinq semaines, et la petite malade s'est toujours bien portée depuis.

Les substances vermifuges de ce médecin sont, sans le moindre doute, de la plus grande efficacité (1), mais elles ont l'inconvénient d'être d'un goût détestable. Afin de remédier à cet inconvénient, pour ce qui concerne l'électuaire ou l'opiat vermifuge, je le fais transformer en pilules; de cette manière on l'avale plus facilement. Six pilules, prises deux ou trois fois par jour, équivalent à la dose que M. Bremser fait prendre par cuillerées à café. Comme les enfans, surtout ceux en bas âge, ne peuvent pas avaler de pilules, je fais délayer cet électuaire avec du jus de pruneaux, et cela corrige un peu son mauvais goût, sans nuire toutefois à son efficacité.

Quant à son huile vermifuge (surnommée huile anthelminthique de Chabert), il est presque impossible de changer son mauvais goût, si ce n'est en mêlant deux parties de sirop de limon sur une d'huile vermifuge. Cet inconvénient à part, nous possédons dans cette huile un des meilleurs vermifuges que nous connaissions jusqu'à présent. Son efficacité se montre surtout contre le ténia vulgairement nommé ver solitaire. Ce fait a été constaté un grand nombre de fois, tant par le docteur Bremser que par les plus célèbres praticiens de l'Europe.

Le grand désir de plusieurs de mes malades, d'être débarrassés à coup sûr de leurs vers, a fini par vaincre la répugnance qu'ils avaient d'abord pour ce médicament.

La décoction de la racine de grenadier est sans doute un excellent remède contre le ténia; mais dans bien des cas elle ne remplit pas le but que l'on s'était proposé, c'est-à-dire elle ne délivre pas les malades pour toujours de leurs vers. J'ai vu plusieurs malades qui rendaient des morceaux de ténia après avoir déjà fait usage à quatre reprises différentes de ce médicament qui a fini par les fatiguer horriblement. Cela n'arrive presque jamais avec les vermifuges Bremser, sagement administrés.

Ce médecin a remarqué, dans sa longue carrière médicale, qu'il

---

(1) Pour la facilité de MM. les médecins, M. Richard, pharmacien, rue du Fbg St-Martin, n° 31 , a bien voulu se charger de tenir les vermifuges Bremser toujours prêts.

fallait, pour opérer des guérisons radicales, employer les vermifuges à petites doses, journellement, pendant un mois ou six semaines consécutives, afin de détruire tous les germes, ou, pour
mieux dire, tous les fœtus qui, dans cet intervalle, peuvent éclore
d'œufs contenus dans le canal intestinal. Les meilleurs vermifuges
n'agissent pas sur les fœtus, si long-temps qu'ils sont enfermés dans
les œufs ; il faut prolonger l'usage des vermifuges afin de détruire
les petits vers au fur et à mesure qu'ils se développent.

Il est bon d'avertir les malades que les vermifuges Bremser ne
les délivrent pas toujours de leurs vers d'une manière ostensible,
c'est-à-dire qu'ils ne verront pas toujours des vers dans les matières fécales, pendant qu'ils feront usage de ces médicamens. Mais
ils comprendront nonobstant par la suite qu'ils en ont été entièrement délivrés. Voici comment ce fait s'explique. Les vermifuges
Bremser ont pour résultat la destruction des vers qui, étant morts,
sont soumis aux lois de la digestion et par conséquent disparais-
sent comme d'autres alimens contenus dans le canal intestinal. Ce
fait arrive surtout quand les malades restent long-temps avant d'al-
ler à la selle. La même chose n'a pas lieu avec l'écorce de grenadier
qui est à la fois d'une nature vermifuge et fortement purgative, et
qui ne laisse pas aux vers le temps de séjourner long-temps dans
le canal intestinal ; mais comme ce médicament n'agit pas sur les
œufs des vers, ceux-ci ne tarderont pas à se développer et les malades en seront de nouveau incommodés. On voit donc par là qu'il
est urgent d'insister sur un usage prolongé de vermifuges, si on
veut opérer des guérisons radicales.

Les tout petits vers, nommés oxyures, sont les plus difficiles à
expulser, et ce sont aussi ceux qui causent souvent des accidens
graves en fait de maladies de nerfs. Comme ces animaux séjour-
nent principalement dans le fondement (*rectum*), par conséquent
dans le voisinage des parties génitales (1), ils portent souvent les
enfans et même les adultes à la masturbation, par l'irritation qu'ils
occasionent dans ces parties. Ce fait est digne d'être connu de tous
les parens et de toutes les personnes chargées d'élever des enfans.

L'électuaire vermifuge, les espèces, ainsi que l'huile vermifuge
employée en lavemens, sont les meilleurs moyens pour combattre ces animaux.

---

(1) On a souvent rencontré ces vers dans le vagin des petites filles.

Voici maintenant les principaux signes par lesquels on peut présumer la présence des vers.

Le visage des personnes qui en sont affectées est changé ; elles sont ordinairement très-pâles, leur teint est même plombé, cependant leur figure s'anime souvent tout à coup et on croit encore avoir observé que la rougeur se borne à un seul côté. Les yeux perdent leur brillant, ils deviennent ternes, la pupille est élargie et les paupières inférieures sont cernées par un cercle bleuâtre. Les malades ont le nez souvent enflé ; ils y éprouvent une démangeaison presque continuelle, et telle qu'ils ne peuvent s'empêcher de le gratter ou de le frotter ; ils saignent souvent au nez, et ils éprouvent de temps à autre un mal de tête accompagné d'un bourdonnement d'oreilles. La langue est chargée ; il s'accumule beaucoup plus de salive dans la bouche que dans l'état naturel. L'haleine est fétide, surtout à jeun. L'appétit est très-variable ; tantôt il a l'air d'avoir disparu entièrement et dans un autre moment les malades sont comme affamés. On observe encore chez eux des nausées ou des envies de vomir, et même des vomissemens d'un liquide aussi limpide que l'eau ; des coliques souvent très-violentes, des excrétions alvines glaireuses et souvent teintes de sang ; une urine trouble, sédimenteuse ou ressemblant à du lait étendu d'eau ; un ballonnement et une dureté du bas-ventre ; un amaigrissement général du corps. Le sommeil est troublé et souvent accompagné de grincemens de dents. Les malades sont en général paresseux, tantôt de bonne et tantôt de mauvaise humeur, etc., etc.

EVERAT, Imprimeur, rue du Cadran, n° 16.